AF494287

De l'Inoculation cancéreuse.

(Expériences nouvelles.)

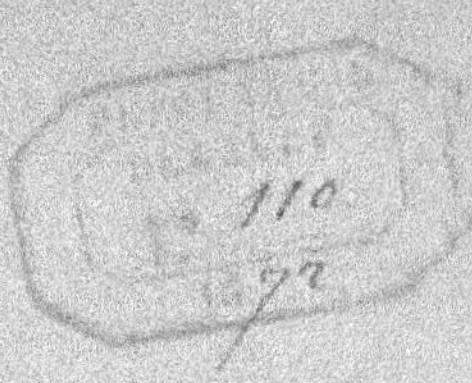

DE

L'INOCULATION CANCÉREUSE

(Expériences nouvelles)

PAR

Le Dr J. HYVERT

MONTPELLIER

BOEHM ET FILS, IMPRIMEURS DE L'ACADÉMIE DES SCIENCES ET LETTRES
Éditeurs du MONTPELLIER MÉDICAL.

1872

A MON EXCELLENT MAITRE

M. le Dr E. LÉTIÉVANT,

CHIRURGIEN-MAJOR DÉSIGNÉ DE L'HÔTEL-DIEU DE LYON ; CHEF DES TRAVAUX ANATOMIQUES A L'ÉCOLE DE MÉDECINE DE LA MÊME VILLE, ETC.

J. HYVERT.

INTRODUCTION

« Discuter vaguement sur les propriétés prétendues efficaces de l'arsenic, de la ciguë, de la belladone; préparer mystérieusement quelques caustiques : voilà ce que l'on envisage comme le comble du savoir humain sur le cancer[1]. »

Ces paroles, que prononçait au commencement de ce siècle Amard, chirurgien en chef de la Charité de Lyon, sont encore d'une désolante vérité, et malgré les admirables travaux qui se sont produits depuis plusieurs années et les immenses progrès de l'anatomie pathologique, n'en sommes-nous pas encore au même point, si nous cherchons à nous rendre compte de la véritable nature du cancer?

Il y a quelques années, un Professeur de Montpellier s'exprimait ainsi : « Il n'est pas facile de déterminer les caractères pathognomoniques du cancer ou de le définir. Cette difficulté n'est pas nouvelle ; car déjà, dans le siècle dernier, Peyrilhe proclamait qu'il est aussi difficile de définir le cancer que de le guérir[2]. »

Ne pourrait-on pas aujourd'hui répéter à propos des études contemporaines ce que le chirurgien lyonnais disait des travaux de Bichat : « C'est un grand bienfait de l'anatomie générale, sans doute, que d'avoir démontré le rapport de texture des tissus avec la nature de la maladie ; cependant ces bienfaits deviendraient nuisibles à la science, si l'on s'en

[1] Amard ; Pensées sur le cancer (Extrait du Mémoire de la Société médicale de Paris, 6e année).

[2] Estor ; De l'application de l'analyse chimique à la pathologie chirurgicale, tom. II, pag. 984. Montpellier, 1856.

servait pour trop généraliser[1]... »? et l'analogie apparente de structure n'annonce pas toujours fidèlement l'identité de la maladie.

Aussi, ne nous sommes-nous pas tenu, dans nos recherches, à une seule des variétés anatomiques que la micrographie moderne à créées ; nous avons envisagé le cancer dans l'acception la plus large du mot, dépassant même les affirmations de Lebert, pour qui l'unité du cancer est à la fois une nécessité logique et un fait d'observation, une unité pathologique des mieux établies, des plus nettement délimitées.

N'a-t-on pas vu, en effet, des lipomateux engendrer des cancéreux, et *vice versâ* ; et dans la longue liste de faits que les auteurs alignent à l'envi àpropos de l'hérédité du cancer, est-ce toujours la même forme néoplasique qui frappe une même famille?

Il s'agira donc, dans ce travail, de toutes les tumeurs qui désorganisent les tissus où elles se développent et auxquels elles se substituent, qui s'étendent au voisinage par continuité ou par dissémination: nous voulons parler surtout des tumeurs malignes, de celles qui, cliniquement, méritent le nom de cancer.

Les quelques faits expérimentaux que nous venons présenter à l'observation de nos lecteurs, ont trait à la question de contagion ou plutôt d'inoculabilité.

Cette question n'est pas nouvelle[2], nous le savons, et des hommes

[1] Amard ; *loc. cit.*

[2] B.-V. Langenbeck ; *Schmit'ds Jahrb.*, vol. XXV, pag. 99-104. Leipzig, 1840.

Tanchou ; Mémoire sur l'inoculation du cancer, lu à l'Institut 1842.

Lebert ; Traité des maladies cancéreuses, pag. 136. Paris, 1851.

Anglada (Ch.); Traité de la contagion, pour servir à l'histoire des maladies contagieuses et des épidémies, tom. I et II. Paris et Montpellier, 1853.

Follin ; Traité de Pathologie externe, tom. I, pag. 303. Paris, 1861.

O. Weber ; *Hereditäres Vorkommen und secundäre Verbreitung des Encondromes* ; in *Archiv. für pathol. Anat. und Physiol.*, vol. XXXV, pag. 502. 1866.

— Le même ; *Studien über Pyæmie*, etc.

L. Goujon ; Exposé de quelques faits tendant à démontrer que les productions cancéreuses de l'homme sont susceptibles de se greffer sur les animaux. Thèse de Paris, 1866.

Billroth ; Sur les inoculations d'éléments des tumeurs (*Wiener medicin Zeitschrift*, n. 72 et 73, 1867).

éminents s'en sont déjà occupés; cependant, nous osons le dire, il est impossible en lisant les auteurs de se créer une conviction.

Le cancer est-il héréditaire? Est-il susceptible de se transmettre par contagion? Est-il inoculable au porteur, c'est-à-dire, doit-on le considérer comme une maladie générale ou locale? Est-ce en tant que maladie générale qu'il produit les phénomènes d'infection? Ces derniers, quand on les observe, soit sur l'homme, soit sur les animaux soumis à l'expérience, doivent-ils être attribués à un virus, ou doit-on chercher leur explication dans les phénomènes ordinaires de la septicémie?

Telles sont les questions qui se dressent tout d'abord devant nous.

C'est à la solution de toutes à la fois que les expérimentateurs ont apporté leurs quelques faits plus ou moins disparates.

Pour nous, notre but est plus modeste: nous ne voulons qu'énoncer le résultat d'une série d'expériences exécutées dans certaines conditions qui permettent de les comparer entre elles.

Mais avant d'en tirer des conclusions générales, il sera, croyons-nous, nécessaire de varier un peu les conditions de l'expérience dans de nouvelles séries (animaux, temps, produits, mode d'inoculation). La guerre de France est venue interrompre ces nouvelles recherches; elles demandent, pour avoir quelque valeur, un temps que nous ne pouvions plus leur consacrer à notre retour.

LEBERT et O. WYSS; Recherches sur la transmission de divers produits inflammatoires et néoplasiques de l'homme aux animaux (*Archiv. für pathol. Anat. und Physiol.*, tom. XL, pag. 58).

VIRCHOW; Pathologie cellulaire. Trad. de P. Picard, 3e édit. 1868.

— Le même; Pathologie des tumeurs, trad. par P. Arronshon, tom. I. 1867.

DONTISSON; Des effets de l'introduction dans l'économie de produits septiques et tuberculeux. Thèse de Paris, 1869.

CHATIN; in Lyon médical, pag. 436 et seq. Ann. 1869.

DOUTRELEPONT; Sur la transmission du carcinome des animaux aux animaux. (*Archiv. für path. Anat. und Physiol.*, tom. XLV, pag. 501. Ann. 1869.)

Humbert MOLLIÈRE; Des thromboses et des embolies osseuses. Thèse de Montpellier, 1871.

LANCEREAUX; De la maladie expérimentale comparée à la maladie spontanée. Thèse d'agrég. Paris, 1872.

2

DIVISION DU SUJET.

Notre travail sera divisé en deux parties.

Dans la première, nous étudierons les diverses méthodes expérimentales employées jusqu'à ce jour à l'étude de la contagion du cancer.

Dans cette partie, nous examinerons successivement :

1° Les expériences faites à l'aide du suc cancéreux inoculé sous la peau ;

2° L'injection de substances cancéreuses dans les voies digestives ;

3° L'injection dans les vaisseaux ;

4° Les greffes cancéreuses.

Dans la seconde partie, nous donnerons l'exposé de nos dix-neuf expériences, ainsi que les conclusions que nous croyons pouvoir en tirer.

Enfin nous relaterons deux observations d'auto-inoculation rapide chez l'homme, que nous avons observées à l'Hôtel-Dieu de Lyon.

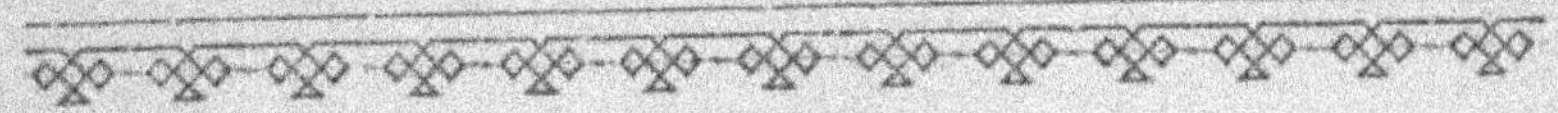

DE

L'INOCULATION CANCÉREUSE

(Expériences nouvelles)

PREMIÈRE PARTIE

Des diverses méthodes expérimentales employées jusqu'à ce jour à l'étude de la contagion du Cancer.

CHAPITRE PREMIER.

Expériences faites à l'aide du suc cancéreux inoculé sous la peau.

Ce procédé expérimental, le plus naturel, le plus simple, est le premier auquel on eut recours.

En présence des théories humorales qui ont si longtemps dominé les esprits, peut-on s'en étonner?

En combattant les hypothèses antiques qui voyaient dans le cancer une perversion de la bile ou de l'atrabile, Amard faisait un acte courageux; mais il ne pouvait pas rompre d'une manière trop absolue avec le passé... « Quelle que soit la nature de l'altération des fluides, cette altération n'en est pas moins certaine, et c'est elle qui leur communique la vertu de propager le cancer par contagion[1].»

Ils la produisent par leur insertion dans le tissu cellulaire :

« Sumpsi drachmas duas circiter virus è cancrosâ mammâ expressi et »vulnusculo circa dorsum inflicto, quantum potui, ope siringis in circum»fusum textum cellularem immisi. Deindè emplastro adhæsivo et fasciis »vulnus obturavi accuratius. Tertio die, fascias removi : jam valdè fetebat »ulcus, retractâ cute dehiscens, atro violaceum ; ejus ambitus emphyse»mato-œdematosus compertus est. Rursùm eodem emplastro vulnus »occlusi. Secunda hæc deligatio post quadraginta octo horas remota est. »Gravia tunc vigebant symptomata : tota cutis, a capite ad caudam, em»physemate œdematoso distendebatur ; ichor parcus, subniger è vulnere »manabat ; micabant oculi, urgebat sitis, et clangosas voces edebat aminal. »Ulterius observandi factitii morbi phænomena occasionem mihi subri»puit famula, quæ, tam miseratione mota, quàm fetore hospitis pertæsa, »patientem, plagâ pretiosum, in latrinam dedit præcipitem[2].»

On le voit, c'est à l'inoculation que l'on demandait à cette époque la solution du problème de la contagion du cancer ; et, malgré le peu de détails de cette expérience et la manière tragique dont elle se termina, nous avons tenu à la rapporter, car aujourd'hui encore elle a son importance.

Ce n'est pas seulement le suc cancéreux qui était l'agent de la contagion, mais tous les produits de la tumeur jouissaient de ce privilége, aux yeux de nos devanciers.

C'est ainsi que Tulpius raconte qu'un homme qui suça la mamelle cancéreuse de sa femme, poussé par le désir de la soulager, eut un cancer aux gencives de la mâchoire inférieure qui le fit périr. Smith, goûtant le produit d'un cancer du sein qu'il venait d'enlever, paya de sa vie son imprudence, et chacun considérait Bellenger comme une victime de l'effroyable odeur du cancer de sa femme.

[1] Amard ; *loc. cit.*

[2] Peyrilhe ; *Dissertatio de cancro, quam duplici præmio donavit illustris Academia scientiarum, litterarum et artium Lugdunensis.* Paris 1774.

Mais voilà qu'à mesure que le temps marche, la doctrine de la contagion perd du terrain : le scepticisme s'empare des esprits.

On discute à peine cette grave question dans les classiques ; la théorie des phlegmasies chroniques l'emporte, et on oublie les produits hétéromorphes de Laënnec, pour ne plus voir dans les causes qu'un produit de l'irritation.

Il n'y avait pas de place pour la contagion, et Biett et Alibert n'hésitaient pas à s'inoculer le cancer pour démontrer une fois de plus leur théorie. L'expérience fut négative bien entendu ; on devait s'y attendre. Au reste, c'est là le résultat ordinaire de ces inoculations téméraires, qui ne font qu'encombrer la science au profit de la célébrité de ceux qui les tentent.

Il est inutile d'insister davantage sur ce procédé d'inoculation ; citons une dernière expérience qui est consignée dans la remarquable Thèse de M. Dubuisson, et nous aurons passé en revue tout ce qu'a donné jusqu'ici ce mode d'expérimentation.

EXPÉRIENCE.

Le 28 décembre 1868. Lapin de cinq semaines. Introduction de 0,06 centimètres de fil imprégné de suc cancéreux sous la peau de l'aine droite; deux épingles pour maintenir la plaie fermée.

29. Les deux épingles sont tombées ; à leur place existe une ulcération arrondie de 0,003 millimètres de diamètre, à bords décollés ; le fond est recouvert d'une matière blanchâtre qui est peut-être la matière de l'inoculation.

30. L'ulcération mesure à peine 0,002 millimètres de diamètre. Elle est recouverte d'une croûte jaune pâle.

31. La plaie a saigné ; elle est recouverte d'une croûte sanguine.

2 janvier 1869. L'animal est mort entre huit et neuf heures du matin.

Autopsie à trois heures du soir. — Au niveau de la plaie, décollement de 0,001 millimètre tout autour. Sur le cœcum, granulations blanchâtres; le microscope montre que ce sont des glandes hypertrophiées. Sur le rein droit, une tache violacée ne répondant à aucune altération intérieure. Le système vasculaire est rempli d'un sang violacé très-fluide; pas un seul caillot. Sur le poumon droit, un grand nombre de taches brunâtres de 0,005 à 0,006 millimètres de diamètre. A l'intérieur, la substance est infiltrée de sang dans l'épaisseur de 0,001 à 0,0015 dixièmes de millimètre. Sur le poumon gauche, une seule de ces taches dans le lobe inférieur. Les autres organes sont sains[1].

Nous le voyons, l'auteur a obtenu ici des résultats tout à fait identiques à ceux de l'expérimentateur du siècle dernier; et il est probable que, sans le crime de sa servante, Peyrilhe aurait observé sur son chien des altérations analogues, à savoir : des traces évidentes de septicémie.

Il suffit d'avoir expérimenté quelque peu sur les animaux pour savoir avec quelle facilité les inoculations produisent de pareils résultats : c'est que l'on ne soumet pas seulement l'animal à l'action d'un virus hypothétique, on le met dans toutes les conditions de la piqûre anatomique; et, selon que les conditions de milieu où il se trouve sont plus ou moins favorables, les accidents propres à ce genre de lésions se manifestent, ou bien l'expérience reste absolument négative.

Nous conclurons donc que si l'inoculation du suc cancéreux n'a pas donné de résultats jusqu'ici, c'est qu'il constitue un procédé expérimental défectueux.

CHAPITRE II

Ingestion de substances cancéreuses dans les voies digestives.

Nous abordons maintenant une question des plus difficiles: nous voulons parler de l'ingestion de substances cancéreuses dans les voies digestives.

A cette question se rattache non-seulement un important problème de pathologie, mais encore une question d'hygiène générale, de prophylaxie, qui mérite toute notre attention.

[1] Dubuisson; Des effets de l'introduction dans l'économie de produits septiques et tuberculeux, pag. 9. Thèse de Paris, 1869.

On sait, en effet, que les animaux domestiques sont aussi très-fréquemment atteints par la dégénérescence cancéreuse : pourrait-on expliquer ainsi la fréquence extrême de cette affection chez l'homme, qui se nourrit de leur chair ?

La prohibition des viandes provenant des animaux tuberculeux a déjà été demandée à la suite d'expériences tendant à démontrer l'inoculabilité de la phthisie, et sa transmission par l'ingestion dans les voies digestives des débris organiques provenant d'animaux tuberculeux.

Nous aurons à revenir plus tard sur les conditions dans lesquelles ont été faites ces expériences ; nous nous bornerons à rapporter ici les quelques faits enregistrés dans les fastes de la science au sujet de l'ingestion du cancer.

Ces faits nous semblent être absolument négatifs. Il est probable, du reste, que ces expériences ont été plusieurs fois répétées, et que l'oubli dans lequel elles sont tombées vient de leurs résultats presque constamment négatifs.

Les plus célèbres sont, sans contredit, celles de Dupuytren que l'on trouve résumées dans presque tous les Traités de pathologie chirurgicale. Elles ont une très-grande importance, puisque les animaux que ce célèbre chirurgien soumit à l'ingestion de matières cancéreuses étaient des chiens (on sait que le cancer est loin d'être rare chez eux) ; puisque non-seulement ils mangeaient des substances cancéreuses, mais encore ils en furent nourris pendant plusieurs jours.

Ce sont donc des résultats négatifs d'une très grande valeur ; ils cadrent assez bien, du reste, avec les faits suivants que nous avons vus de près, qui se sont passés sous nos yeux, pour ainsi dire, et dont l'auteur a tiré des conclusions auxquelles nous nous associerons volontiers, en faisant toutefois quelques réserves.

M. le professeur Chatin, médecin de l'Hôtel-Dieu de Lyon, a expérimenté sur trois lapins, et voici les résultats de cette expérimentation, résultats que nous avons pu constater nous-même lors de leur présentation à la Société des sciences médicales de Lyon, le 5 décembre 1869.

Le 10 mai 1869, on donne à manger à deux lapins 100 grammes de cancer du foie; diète pendant 36 heures jusqu'à ce que toutes ces parcelles de cancer (2 grammes environ), saupoudrées de son, aient été mangées; ils n'ont pas eu de diarrhée, les selles n'ont pas été modifiées, et leur alimentation a été toujours la même et en même quantité.

Le 19 mai 1869, les mêmes lapins ont mangé 30 grammes de substance cancéreuse de l'estomac; vingt-quatre heures après, ces aliments sont mangés complètement sans que rien de particulier n'ait été observé sur ces animaux.

Le 6 juin, à 5 heures, trois lapins ont mangé 20 grammes de substance cancéreuse du foie et de l'estomac.

Le 27 juin, 67 grammes d'un cancer colloïde de l'estomac sont donnés aux trois lapins ayant déjà servi aux expériences précédentes.

Le 4 juillet, on observe que l'un des trois lapins est porteur sur le dos d'une plaie large au moins comme une pièce de 3 francs. Les bords de l'ulcère sont durs, racornis, et le fond de l'ulcère est grisâtre, recouvert d'une fausse membrane; pas de ganglions engorgés autour de la plaie. Le lapin continue à manger avec le même appétit. En pressant autour de l'ulcère, il ne sort pas de pus, et on ne pense pas que ce soit l'ouverture d'un abcès. Tous les jours suivants, cet animal est observé, et il ne présente rien de particulier.

Tous ces animaux sont observés tous les jours, et aucun d'eux ne tombe malade; ils sont tous en observation jusqu'au 7 septembre, jour où l'autopsie générale est pratiquée. Deux mois et quelques jours s'étaient écoulés depuis les dernières ingestions des produits morbides.

Voici les résultats qu'a donnés à M. Chatin l'ingestion de matières cancéreuses chez trois lapins, dont deux ont été soumis quatre fois à l'expérimentation, et le troisième une fois seulement.

De ces trois lapins, deux ont présenté des altérations identiques et aussi généralisées que d'autres lapins soumis à l'ingestion de matières tuberculeuses et nourris dans le même local.

Le troisième avait tous les organes sains, sauf le poumon, qui présentait une lésion paraissant s'éloigner, par son aspect physique, de l'apparence de la tuberculisation pulmonaire : c'était une sorte de plaque de 2 à 3^{mm} de longueur et de largeur, comme fibreuse et surajoutée à la surface du lobe pulmonaire ; elle ne paraissait pas aller profondément dans le tissu du poumon. L'examen micrographique a démontré que cette lésion était parfaitement identique avec celles présentées par le lapin nº 3 de la série des tuberculeux.

Une semblable lésion a été trouvée sur un chien inoculé par M. Roustan; la lésion a été reconnue tuberculeuse, mais il existait en même temps sur le sommet du même organe des granulations réellement tuberculeuses qui ne permettaient aucun doute.

Les lésions vraiment tuberculeuses des deux premiers lapins occupaient le mésentère, le foie et les reins : sur le mésentère et l'épiploon, un grand nombre étaient visibles à l'œil nu, surtout alors que cette membrane était étalée sur un verre ; à la loupe, elles paraissaient très-nombreuses et étaient situées le long des parois des vaisseaux. Elles ont été examinées après dessiccation et après une macération dans l'acide chromique ; elles étaient formées par des amas de noyaux très-fins, arrondis, et parfaitement semblables aux cytoblastions de la granulation de l'homme.

Dans les plus grosses granulations, un commencement d'altération granulo-graisseuse rendait les noyaux moins apparents ; sur quelques préparations on trouvait une matière amorphe finement granulée, avec quelques éléments fibro-plastiques.

Les ganglions mésentériques ont été ouverts; deux sont tuberculeux.

La face convexe du foie présentait trois granulations très-superficielles.

La lésion du mésentère était accompagnée de quelques granulations à la surface d'un rein chez un des deux lapins.

Les deux poumons étaient roses et complètement indemnes, ainsi que les plèvres et les ganglions bronchiques [1].

On le voit, ces résultats sont incertains. Au reste, pouvait-il en être autrement ?

[1] Lyon médical, pag. 426 et seq. 1869.

Il ne suffit pas, en effet, de produire des lésions, d'amener la mort des animaux en expérience, ou l'éclosion de lésions anatomiques plus ou moins identiques aux produits inoculés ; il faut éloigner toute cause d'erreur.

Le reproche que nous allons formuler ne s'adresse pas à l'auteur que nous venons de citer; son but n'était pas d'inoculer le cancer, il avait la tuberculose pour objectif.

Il serait, en effet, peu naturel de faire manger du cancer à des lapins pour en démontrer l'inoculabilité : ces animaux sont herbivores avant tout. Les soumettre à une alimentation animale, c'est changer complètement leur manière de vivre, c'est les mettre alors dans de déplorables conditions hygiéniques, et pas autre chose.

Aussi, qu'a-t-on obtenu ? Des lésions cachectiques, et voilà tout.

Ne pourrait-on pas faire le même reproche à l'ingestion des substances tuberculeuses ?

Nous nous contentons de cette restriction, ne voulant en aucune façon toucher à cet important problème.

En résumé, les expériences pratiquées en faisant ingérer des substances cancéreuses aux animaux ont donné jusqu'ici des résultats négatifs. Elles ne peuvent être démontrées que si :

1° La substance ingérée n'a encore subi aucune altération cadavérique;

2° Les animaux auxquels ont les fait ingérer sont carnivores.

Cette dernière condition se trouve remplie dans les faits de Dupuytren : en fut-il de même de la première ? C'est peu probable.

Ce sont donc, en définitive, des expériences à reprendre.

CHAPITRE III.

Injection dans les vaisseaux de substances cancéreuses.

Les essais d'injection, dans les vaisseaux, de substances dites cancéreuses sont d'origine toute moderne.

Elles datent de 1821, époque à laquelle Gaspard[1] eut l'idée de rechercher les effets de l'injection dans les veines, soit du mercure métallique, soit d'une foule de substances putrides et septiques.

Vers la même époque, Cruveilhier en entreprenait de semblables pour éclaircir quelques points de la pyohémie[2]; ce ne fut cependant qu'en 1842 que cette méthode fut appliquée à l'étude du mode de développement du cancer.

Vers cette époque, Tanchou vint lire à l'Institut le rapport négatif d'expériences entreprises dans ce sens[3]. Malgré des recherches très-patientes et très multipliées, il nous a été impossible de trouver nulle part mention de ce travail de Tanchou, qui, d'après ce que nous avons vu, n'est signalé que dans l'ouvrage de cet auteur sur le cancer.

Depuis lors, de nouvelles expériences ont été entreprises dans cette voie et ont apporté des résultats assez obscurs pour avoir provoqué de notre part les recherches que nous présentons ici.

Ces expériences sont, par ordre de date : 1° celle de Langenbeck (1839); 2° celles de MM. Lebert et Follin; 3° celle de M. Goujon; et 4° enfin, celle de M. Dubuisson.

Voici ces expériences telles qu'elles sont relatées par leurs auteurs.

[1] Journal de physiologie de Magendie, tom. I. 1821.

[2] Cruveilhier; Dict. de méd. et de chirurg. prat., tom. XII, art. *Phlébite*. — Traité d'anatomie pathologique générale, tom. II. Paris, 1852.

[3] Mémoire sur l'inoculation du cancer, lu à l'Institut. 1842.

Expérience de Langenbeck.

10 juin 1839. Cet expérimentateur, après avoir trituré dans un mortier une tumeur encéphaloïde provenant de l'humérus d'un jeune homme qui avait subi l'opération deux ou trois heures avant, a placé le contenu du mortier sur un linge grossier, et a exprimé ainsi la tumeur, de façon à en séparer la trame et les différents grumeaux qui pouvaient mettre obstacle à l'opération. Il a obtenu ainsi 15 grammes de suc cancéreux, avec les caractères qu'on lui connaît, c'est-à-dire lactescent, de consistance crémeuse, miscible à l'eau, etc. Ce suc a été mêlé à 250 grammes de sang défibriné qu'il venait de retirer de l'artère fémorale d'un gros chien.

Après avoir intimement mélangé ces deux liquides, il les a injectés dans la veine fémorale du même chien. Cette injection détermina de la dyspnée, qui disparut en quelques heures, et, sept ou huit jours après, la santé de l'animal paraissait parfaitement rétablie ; mais, quelque temps plus tard, bien qu'il continuât à manger de bon appétit, il maigrit beaucoup et fut sacrifié le 10 août, soixante-trois jours après l'injection.

A l'autopsie, les poumons paraissaient d'abord sains, mais en regardant avec attention on s'apercevait que de chaque côté, sur la face antérieure du lobe supérieur de chaque poumon, existaient deux ou trois petites tumeurs aplaties, arrondies, blanches, et grosses comme des lentilles. Une tumeur plus grosse existait sur le lobe moyen du poumon droit. Cette dernière tumeur est dure et présente une vascularisation à la coupe. Le microscope montra que ces diverses productions étaient formées d'une trame de tissu lamineux dans lequel se trouvaient disposées ce que l'on appelle les cellules cancéreuses et semblables, bien qu'un peu plus grandes, à celles qui constituaient le cancer de l'humérus, enlevé le 8 juin, et qui avait été injecté dans les veines du chien[1].

[1] Langenbeck ; *Schmidt's Jahrbücher der gesamm. Medicin*, Bd. XXV. S. 104, Leipzig, 1840.

Expérience de MM. Follin et Lebert.

Du cancer du sein opéré par M. Velpeau, à la Charité, a été injecté dans la veine jugulaire d'un chien de taille moyenne. La substance cancéreuse avait été préalablement broyée et délayée dans de l'eau.

L'examen microscopique avait mis hors de doute l'existence de cellules cancéreuses dans le liquide. La masse de liquide injecté était d'environ 60 à 80 grammes. Au bout de quinze jours l'animal a succombé, et à l'autopsie nous avons constaté l'existence d'un certain nombre de tumeurs dans les parois du cœur, variant entre le volume d'un petit pois et celui d'un petit haricot, d'une dureté élastique, d'un blanc mat, infiltré d'une petite quantité de suc cancéreux.

Il y avait, en outre, de petites tumeurs du volume d'une tête d'épingle dans le foie. Toutes montraient des cellules cancéreuses de $0^{mm},02$, à l'état complet, renfermant un noyau de $0^{mm},0075$, rond ou elliptique, et muni de un ou de deux nucleoles. Beaucoup de ces noyaux étaient libres; d'autres étaient entourés d'une paroi fusiforme[1].

Expérience (iv) de M. Goujon.

Dans la veine jugulaire d'un jeune chien, j'injecte deux fois le contenu de la petite seringue de Pravaz de suc cancéreux provenant d'une tumeur enlevée peu d'heures auparavant par M. Nélaton, et exprimée au travers d'un linge, après l'avoir pilée. Pas d'accidents immédiats; mais le point où l'injection a été pratiquée est bientôt le siége d'un ulcère profond, aux bords saillants, et donnant du sang par le moindre contact. Cette plaie finit par se cicatriser, mais il s'est développé dans un point une petite tumeur assez analogue à un tubercule anatomique. A mon grand regret, cet animal disparut un jour du laboratoire, et il me fut impossible d'en faire l'autopsie; il y avait alors deux mois que je lui avais fait l'injection dans le sang.

[1] Lebert; Traité des maladies cancéreuses, pag. 136. 1851.

Il est à remarquer que fréquemment le suc dit cancéreux, mis au contract d'une plaie chez les animaux, y détermine bientôt un ulcère très-long à guérir ou quelquefois même un phlegmon ; choses qui arrivent beaucoup plus rarement si l'on met en contact de ces mêmes plaies du pus ou tout autre liquide pathologique[1].

Expérience (I) de M. Dubuisson.

Lapin — Injection à l'aine droite du pus de cancroïde délayé dans l'eau. — Mort le lendemain. — Caillot volumineux dans le cœur.

Le 16 décembre 1868. Lapin femelle, adulte, ayant eu deux portées nombreuses. Injection à l'aine droite de cinq gouttes de pus recueillies à la surface d'un vaste cancroïde de la cuisse; ce pus est délayé dans quelques gouttes d'eau.

Le 17, mort à sept heures un quart du matin. L'animal s'est mis à tourner sur lui-même en criant, il est tombé sur le flanc droit, a fait deux ou trois mouvements convulsifs des pattes, puis est mort. Tout cela n'a duré que deux minutes à peine.

Autopsie à deux heures du soir.— Pas de chaleur, pas de raideur cadavérique.— État local : la peau présente une petite croûte à l'endroit de la piqûre.— État général : dans le cœur, quelques petits caillots à gauche, et à droite, un énorme caillot noirâtre, solide, non adhérent, qui se prolonge dans la veine cave supérieure et dans la veine cave inférieure très-dilatée en ces points. La membrane interne des veines ne semble pas altérée. Les autres organes sont sains[2].

Après la simple lecture de toutes ces expériences, il est facile de voir que quelques-unes d'entre elles sont négatives, et qu'en même temps celles qui ont donné quelques résultats sont loin d'être probantes, comme on va le voir.

Et d'abord, l'animal en question, dans l'expérience de Lebert et Follin,

[1] Ch. Robin ; Journ. d'anat. et de physiol.

[2] Dubuisson, *loc. cit.*

n'a vécu que quinze jours environ, et il y avait déjà des tumeurs secondaires dans un grand nombre d'organes, tels que les poumons, le cœur, le foie. De plus, l'examen histologique, dans le cas de Langenbeck comme dans celui de Lebert et Follin, nous paraît être tout à fait insuffisant, car il a été fait à une époque où la méthode des coupes était à peu près inusitée. Ce n'est donc que l'examen élémentaire en quelque sorte qui a été pratiqué.

En somme, ces auteurs nous disent avoir observé des éléments volumineux dans ces tumeurs secondaires de grosseur variable, « d'une dureté élastique, d'un blanc mat, et infiltrées d'une petite quantité de suc».

Cette description nous semble devoir s'appliquer tout aussi bien à des infarctus, produits d'embolies déterminées par les substances injectées. Il s'agissait en effet de morceaux de tumeurs assez volumineux pour produire de semblables résultats.

La substance cancéreuse, nous dit fort bien Lebert, provenait d'un cancer du sein opéré par Velpeau, et elle avait été préalablement broyée et délayée dans de l'eau pour être ensuite injectée dans les veines : c'est ce qui explique cette effrayante généralisation des lésions, car jamais on n'a vu de cancer à marche rapide, à marche aiguë, comme on dit aujourd'hui, produire en si peu de temps des dépôts secondaires aussi nombreux que dans ce cas. Il nous semble donc y avoir eu embolie, et MM. Lebert et Follin auront pris des infarctus pour des tumeurs secondaires.

Au reste, ils semblent peu tenir à cette expérience. « Un seul fait en pareil cas ne prouve rien », dit Lebert; « il en est de même pour celui de Langenbeck », ajoute-t-il plus loin.

Enfin, ces derniers temps, dans une série de recherches analogues, le savant professeur de Breslau semble considérer comme nulle et non avenue cette expérience ancienne.

Nous croyons donc que dans la plupart des cas où l'on a injecté des fragments de tumeurs dans les vaisseaux, on a produit des oblitérations capillaires, des infarctus, et rien de plus.

C'est du reste ce qui est arrivé à notre ami le Dr Humbert Mollière, qui, ayant injecté dans l'intérieur des artères d'un lapin (par la méthode des injections à contre-courant) deux à trois grammes de liquide provenant d'un kyste hydatique du foie et contenant dans son intérieur des fragments de vésicules pilées, a obtenu des infarctus sans production de tumeurs analogues au produit morbide injecté[1].

Panum[2], en 1856, avait aussi obtenu ce même résultat. « Cet expérimentateur est arrivé à reproduire, par l'injection de substances putrides, les phénomènes généraux de l'intoxication septicémique....[3] »

Tout cela prouve et les difficultés des expériences et leurs résultats défectueux jusqu'à présent.

Du reste, nous ne sommes pas seul à penser ainsi. Voici ce que nous trouvons dans la Thèse d'agrégation de M. Lancereaux, médecin des hôpitaux de Paris : « La question semblait résolue (l'inoculabilité du cancer), lorsque des injections de suc cancéreux pratiquées dans les veines de plusieurs chiens, d'abord par Langenbeck, et ensuite par Lebert et Follin, parurent avoir été suivies de succès, en ce sens que les animaux présentèrent à l'autopsie, dans les poumons notamment, des productions qui ne manquaient pas d'analogie avec les tumeurs cancéreuses. Mais, dans les cas de Langenbeck, les noyaux des poumons présentaient plus de ressemblance, d'après Virchow, avec les formes du cancer spontané, tel qu'il existe chez le chien, qu'avec les éléments du cancer humain. L'examen microscopique fit reconnaître l'existence de cellules cancéreuses dans les tumeurs pulmonaires du cas de Lebert et Follin. Ce dernier observateur remarque judicieusement qu'un seul fait, en pareil cas, ne prouve rien ; car il se pourrait parfaitement que le chien eût été cancéreux auparavant. Quelques expériences d'O. Weber ne démontrent pas mieux la transmissibilité du cancer de l'homme aux animaux.

» Billroth ayant essayé à plusieurs reprises de transmettre aux animaux

[1] H. Moilière, Des thromboses et des embolies osseuses. Thèse de Montpellier, pag. 60 et 61. 1871.

[2] Panum ; *Experimentelle Beiträge zur Lehre von der Embolie*; in Virchow's Archiv. Bd. 25, Heft 3 et 4. — Schmidt's Jahrb., nº 2. 1863.

[3] É. Bertin ; Étude critique de l'embolie dans les vaisseaux veineux et artériels, pag. 222. Montpellier et Paris, 1869. (Ouvrage qui a obtenu le prix, en 1868, à la Société impériale de médecine de Bordeaux.)

le sarcome ou le cancer épithélial de l'homme, soit par injection du suc cancéreux dans les veines, soit par inoculation, n'a eu que des résultats négatifs. Lebert et O. Wyss n'ont pas été plus heureux avec l'injection des sucs frais du carcinome, du sarcome et du cancroïde. Leur travail a servi à montrer combien, dans les observations de ce genre, il était facile de se tromper, en prenant pour des tumeurs reproduites ou greffées des lésions dues à des phénomènes d'infection locale ou générale par des éléments agissant comme corps étrangers ou substances septiques[1]. »

Est-ce à dire pour cela que nous nions les modes de généralisation du cancer par la voie vasculaire? A coup sûr, non!

Tout le monde ne sait-il pas que déjà, en 1843, Andral[2] assurait avoir trouvé dans le sang des cancéreux les cellules caractéristiques?

Plus tard, P. Broca[3], dans son beau Mémoire sur l'anatomie pathologique du cancer, affirmait avoir rencontré de la matière encéphaloïde dans les caillots de veines volumineuses érodées par la tumeur.

Dix ans plus tard enfin, P. Sick[4] tenait le même langage et apportait à son tour trois autres observations tout à fait démonstratives.

M. H. Mollière, qui a rapporté ces divers faits dans sa Thèse inaugurale, les a fait suivre de trois observations dans lesquelles on a parfaitement constaté le mode de développement par transport des tumeurs secondaires. A côté de tumeurs déjà développées, on voyait des fragments de la tumeur primitive encore à l'état d'emboles en train de se greffer sur la membrane interne du vaisseau où ils s'étaient arrêtés, pour proliférer ensuite.

Nous trouvons encore dans le *Traité clinique et expérimental des embolies capillaires* de M. Feltz, deux observations de généralisation de cancer par

[1] Lancereaux; De la maladie expérimentale comparée à la maladie spontanée. Thèse d'agrég de Paris. 1872.

[2] Andral; Hématologie pathologique, pag. 179. 1843.

[3] Broca; Anat. pathol. du cancer, Acad. de méd. Paris, 1852.

[4] Mém. sur le cancer des veines. Tubingen, 1862. Cité dans H. Mollière; Des Thromboses et embolies osseuses, pag. 21.

la voie vasculaire. La première (Obs. III) a rapport à un cancer de la glande thyroïde avec caillots cancéreux dans la veine thyroïdienne inférieure, la veine jugulaire interne, et deux des principales branches de l'artère pulmonaire (observation recueillie à la clinique des maladies chroniques de la Faculté de médecine de Strasbourg, par M. le professeur-agrégé Lacassagne, alors interne du service de M. le professeur Coze). La deuxième (Obs. IV) a été observée, en 1864, dans la clinique de Weber à Heidelberg (Tumeurs enchondromateuses périphériques[1]).

Mais ces cas sont relativement rares ; on les compte dans la science, et puis ils se passent dans l'intérieur même de l'organisme primitivement infecté.

Les fragments d'une tumeur ayant rompu les veines vont de là infecter les poumons, et *vice versâ* (*Embolies secondaires*, de Feltz). Rien de plus net et de plus précis.

Mais produire des résultats semblables à l'aide de fragments de tumeurs broyés et appartenant à d'autres espèces animales, nous semble peu probable et bien difficile à démontrer.

Enfin, il nous semble que les expériences dans cette voie doivent être instituées d'une tout autre façon : au lieu de pratiquer des injections veineuses qui vont toujours oblitérer les poumons, nous pensons qu'il serait infiniment préférable de les pratiquer dans les artères et à contre-courant, comme l'ont fait dans leurs expériences MM. Feltz et H. Mollière.

On peut de la sorte limiter l'injection à l'organe que l'on veut atteindre, et l'on n'a ainsi rien à craindre du côté des poumons, où les lésions sont d'ailleurs particulièrement difficiles à apprécier.

Ainsi qu'il est facile de le comprendre par ces quelques considérations sommaires, on voit combien la question est encore obscure ; cependant, s'il nous était permis de conclure, nous dirions que, dans les cas de généralisation et peut-être même dans les expériences auxquelles nous avons fait allusion, il s'est agi tout simplement de phénomènes de greffes à distance,

[1] V. Feltz : Traité clinique et expérimental des embolies capillaires, pag. 33 et suiv. Paris et Strasbourg, 1870.

d'autant plus faciles à produire qu'elles avaient lieu dans l'intérieur même de l'organisme porteur de la lésion primitive.

La méthode expérimentale, qui vient de nous donner des renseignements si importants sur la nature de la tuberculose, peut-elle nous donner les mêmes résultats au sujet du cancer ?

A coup sûr, non ; et les faits sont là pour nous le démontrer. Nous avons vu, en effet, les expériences de W. Fox, de Wyck et Lebert [1], nous prouver qu'avec du cancer injecté ou inoculé on produisait du tubercule, mais que la réciproque n'avait point lieu.

Ici encore la nature embolique de ces produits secondaires a été invoquée (Panum et Feltz), mais des examens histologiques irréfutables sont venus infirmer le caractère trop absolu de cette assertion.

De plus, les derniers travaux de Conheim et Frankel sont venus prouver que c'est à l'entrée du pus mort et enkysté dans l'organisme que la genèse de la tuberculose expérimentale devait être attribuée [2].

Il n'est donc pas étonnant que des injections de bouillie cancéreuse aient produit le même résultat.

La théorie de la greffe que nous enseigne la clinique nous semble donc avoir en partie, pour le cancer du moins, élucidé le problème.

CHAPITRE IV.

Des greffes cancéreuses.

Nous arrivons maintenant au cœur de la question. Nous devons, avant d'exposer l'ensemble de nos expériences, examiner ce qu'ont obtenu avant nous ceux qui ont opéré de la même manière.

La greffe du cancer n'a été tentée que par M. Gonjon : les résultats de ses trois expériences sont relatés dans le *Journal d'anatomie et de physiologie* de Ch. Robin. Les voici telles que leur auteur les expose.

[1] É. Bertin ; La tuberculose, pag. 22 et seq. Paris et Montpellier, 1868.

[2] J. Conheim und B. Frankel ; Recherches expérimentales sur la transmissibilité de la tuberculose aux animaux. Analysé dans Arch. de physiol., tom. II, pag. 418. Paris, 1869.

PREMIÈRE EXPÉRIENCE.

Je rapportai un matin de l'Hôtel-Dieu la moitié d'une tumeur encéphaloïde provenant d'un testicule dont M. Jobert venait de pratiquer l'ablation. Je plaçai immédiatement un fragment de cette tumeur sous la peau d'un gros rat blanc. Deux mois après, cet animal meurt. L'autopsie est faite, et l'on trouve dans la poitrine une tumeur grosse comme une petite amande, adhérente au sternum et comprimant très-fortement les poumons et le cœur, qui n'ont pas la moitié du volume qu'ils devraient avoir. Cette tumeur paraît assez vasculaire, et laisse couler par l'incision un liquide lactescent, légèrement rosé, qui, examiné au microscope, se montre entièrement formé de cellules épithéliales avec un ou plusieurs noyaux, des noyaux libres et quantité de gouttelettes d'huile ; la trame de la tumeur est très-peu abondante.

Tous les ganglions lymphatiques ont un volume au moins triple de celui qu'ils ont à l'état normal, et sont constitués par leur épithélium, dont les cellules sont plus volumineuses. On ne trouve rien dans les poumons et les autres viscères, si ce n'est une grande quantité de graisse accumulée dans l'abdomen, et dont on peut expliquer la présence par la faiblesse de la fonction respiratoire.

Le point dans lequel on avait placé le fragment cancéreux ne présentait qu'une petite cicatrice, et il fut impossible d'y trouver autre chose que du tissu cicatriciel ; le fragment de tumeur avait donc été complétement résorbé, car l'animal n'avait pas eu d'abcès dans ce point.

EXPÉRIENCE II.

Le 17 mars 1866, M. Théophile Anger, interne à la clinique de la Faculté, apporte au laboratoire une tumeur encéphaloïde de la mamelle que M. Nélaton avait enlevée le matin même : j'en plaçai immédiatement un petit morceau, gros comme deux fois la tête d'une épingle, sous la peau d'un cochon d'Inde, dans la région cervicale, à un travers de doigt de l'occipital. L'animal ne paraît nullement incommodé les premiers jours qui suivent, il mange comme auparavant, et sa petite plaie se cicatrise sans suppuration; mais il maigrit bientôt et meurt le 12 juin, vingt-cinq jours après l'opération. Examiné alors avec le plus grand soin, il présente d'abord, dans le point où l'inoculation a eu lieu, une tumeur bilobée qui fait saillie sous la peau et lui adhère par le lobe le plus gros, qui est aussi le plus superficiel et gros comme un pois. L'examen histologique de cette tumeur la montre entièrement formée de cellules épithéliales et de noyaux de même forme et de même volume que ceux de la tumeur de M. Nélaton.

Il y avait dans ce cas certainement une véritable greffe du fragment, qui était devenue par la suite le centre de production de nouveaux éléments anatomiques. Sur l'une des parties latérales de la trachée existe également une tumeur ovoïde de la grosseur d'un haricot, et qui est, je crois, un ganglion de cette région ; tous ceux du voisinage sont également plus volumineux qu'ils ne devaient l'être. Ils sont tous durs et, incisés, ils ont un aspect lardacé ; en raclant cette surface avec un scalpel, on obtient un liquide épais, dans lequel on trouve, au microscope, l'épithélium nucléaire des ganglions qui est devenu très-granuleux, et dont les cellules ne sont guère plus grandes qu'à l'état normal. Une grande quantité de granulations fines et brillantes nagent dans ce liquide, et enfin beaucoup de tissu fibreux constitue la charpente de ces petites masses.

Comme on le voit par ce qui précède, on trouve dans les ganglions à peu près tout ce qui constitue l'adénite. Etait-ce simplement une adénite ou un premier degré de l'altération qu'avaient subi les ganglions si l'animal eût vécu plus de vingt-cinq jours et que la tumeur cervicale fût arrivée à ses phases de ramollissement? Le poumon et les viscères de l'abdomen ne présentent rien de spécial ; le volume des ganglions mésentériques cependant est de beaucoup augmenté, et ils ont la même structure que les précédents.

EXPÉRIENCE III.

Un lapin reçut dans la cuisse un fragment de tumeur cancéreuse récemment enlevée : il mourut d'un phlegmon en trois jours. Son autopsie ne présente rien de spécial à noter [1].

[1] Ch. Robin ; Journal d'anatomie et de physiologie, pag. 321 et 322, année 1867.

Malgré toutes les analogies qui existent entre ces trois expériences et les nôtres, nous ne saurions les considérer en aucune façon comme de véritables greffes. Encore moins devons-nous en admettre les résultats comme démonstratifs.

Peut-on donner le nom de greffe à l'insertion d'un fragment de tumeur enlevée le matin à l'Hôtel-Dieu et emporté dans un laboratoire? Quel temps s'est-il écoulé entre cette insertion et l'ablation de la tumeur? Nous l'ignorons. En tout cas, il est certainement trop considérable pour que cette expérience puisse être considérée comme une greffe. Au reste, quel en est le résultat? — La description de cette tumeur (Expérience I), du volume d'une amande, est assez peu claire. On parle de cellules épithéliales, de gouttelettes d'huile, de noyaux libres, d'une trame à peu près nulle. Les viscères ne sont pas envahis par cette prétendue dégénérescence, et pour la démontrer on invoque l'engorgement des ganglions lymphatiques. La plaie expérimentale est réduite à une simple cicatrice.

Ce tableau ressemble si bien à celui des affections parasitaires, si communes chez ces animaux, que nous sommes bien tenté de croire que l'auteur s'en est laissé imposer par des lésions tout à fait différentes du cancer.

Singulier cancer qui disparaît dans le point où il est né, avant d'aller infecter l'organisme!

En tout cas, si l'on admet les résultats de l'expérience, ce n'est point une greffe [1], c'est une inoculation.

La deuxième expérience est-elle passible des mêmes reproches? Oui, dans une certaine mesure; mais nous voulons bien admettre avec l'auteur qu'il a réussi à greffer un néoplasme.

A-t-il greffé le cancer sur son animal? A-t-il produit l'infection cancéreuse? — Évidemment non.

M. Lancereaux est bien de cette opinion. «Dans le but d'étudier la greffe des tumeurs de l'homme aux animaux et des animaux à l'homme, Goujon

[1] P. Bert; Expériences et considérations sur la greffe animale. *in* Journ. d'anat. et de phys. de Ch. Robin, tom. I, pag. 69 et seq., année 1864.

fit une première série de recherches à l'aide de tumeurs enlevées depuis peu. Quatre expériences faites avec des tumeurs épithéliales ont donné des résultats suivants : phlegmon diffus dans deux cas ; une autre fois, un ulcère ; dans un troisième cas, où un fragment de tumeur encéphaloïde du testicule avait été placé sous la peau d'un gros rat blanc, l'animal mourut deux mois plus tard, présentant dans la poitrine une tumeur grosse comme une petite amande, adhérente au sternum, mais dont la composition histologique ne fut pas suffisamment établie.

»Une autre expérience toutefois a donné un résultat plus net. Sur un cochon d'Inde, au point d'inoculation d'une tumeur encéphaloïde de la mamelle, il se développa une tumeur bilobée, adhérente à la peau et entièrement formée de cellules épithéliales, de noyaux de même forme et de même volume que ceux de la tumeur inoculée ; mais il n'y eut aucune généralisation du produit, et c'est tout au plus si la néoplasie a été réellement greffée.

»Un résultat plus remarquable aurait été obtenu en inoculant à un cochon d'Inde une portion de cancer épithélial provenant d'un animal de la même espèce. Ici les meilleures conditions étaient remplies ; il ne s'agissait plus de tissus ou d'éléments appartenant à des espèces différentes. Aussi, à l'autopsie, trouva-t-on une tumeur du volume d'une amande et, dans tous les viscères, des noyaux cancéreux. Toutes ces tumeurs se sont développées en quinze jours. Cette expérience, dans l'hypothèse où il n'y aurait pas d'erreur sur la nature des tumeurs observées, semble bien démonstrative, et il est difficile de nier dans ce cas la transmissibilité du cancer.

»Cependant, quoiqu'un fait négatif ne puisse jamais annihiler un fait positif, je dois dire que Doutrelepont, se plaçant dans des conditions assez semblables, n'a pu parvenir à transmettre, soit par inoculation, soit par greffe, chez le cochon d'Inde, le lapin, ou même le chien, un cancer épithélial spontanément développé dans la mamelle d'une chienne. D'un autre côté, M. Goujon pratiqua des inoculations de matière mélanique provenant, soit de tumeurs pathologiques, soit de la choroïde, et ce pigment, qui avait pénétré par infiltration un grand nombre de ganglions, lui parut se généraliser, ou mieux être le point de départ d'un nouveau dépôt de pigment.

»Mais ces recherches, comme le fait remarquer le Dr Hénocque (*Gaz. hebd.*, 1867, pag. 707), ne prêtent nullement à des déductions par rapport aux tumeurs cancéreuses. Ces granulations pigmentaires ne représentent pas un élément anatomique figuré, et le cancer mélanique chez l'homme ne paraît pas devoir sa malignité à la présence du pigment, mais aux éléments épithéliaux ou sarcomateux qui sont le siége de l'infiltration pigmentaire. Le pigment, dans ces cas, s'est infiltré, comme l'aurait fait de la poussière de charbon ou de la suie.

»D'ailleurs, Lebert et O. Wyss, ayant injecté dans le tissu sous-cutané de la nuque de plusieurs lapins du suc provenant de tumeurs mélaniques de la peau et des ganglions d'un cheval, trouvèrent chez l'un d'eux, sous le point d'inoculation et dans le voisinage, des néoplasmes semblables à ceux de la tuberculose. Ces néoplasmes, dont les uns renfermaient la matière mélanique de l'inoculation, tandis que les autres n'en présentaient pas de trace, étaient formés par un tissu conjonctif proliférant, jeune. Dans aucune des trois expériences pratiquées par Lebert l'infection ne s'est propagée au loin.

»En résumé, la transmissibilité du cancer de l'homme aux animaux n'est pas démontrée; les tentatives faites dans ce but ont la plupart du temps échoué. Il n'est pas absolument prouvé que, dans les quelques cas où des tumeurs cancéreuses ont été rencontrées après une inoculation, le cancer ne fût pas spontané, et cela d'autant plus que les chiens, sur lesquels les expériences ont été le plus souvent pratiquées, sont, comme on sait, très-sujets au cancer. Quant à la transmissibilité du cancer de l'animal à un animal de même espèce, elle ne repose pas jusqu'ici sur des faits assez nombreux pour qu'elle puisse être définitivement admise. La conclusion à tirer de ces faits, c'est que, dans les affections constitutionnelles, il est nécessaire de distinguer deux choses : le trouble général de l'organisme, que nous appelons maladie, et l'expression anatomique de ce trouble.

»Cette distinction une fois établie, on comprend que, pour obtenir un succès d'inoculation ou de transplantation avec le produit morbide, il est d'absolue nécessité de s'adresser à un organisme malade, sinon on devra fatalement échouer. Or, cette première condition, qui est la plus importante, est précisément celle que négligent la plupart des expérimentateurs [1].»

Ces résultats, tout à fait en rapport avec ce que nous avons obtenu, trouveront, nous l'espérons, leur explication dans la deuxième partie de notre ravail.

[1] E. Lancereaux; *loc. cit.*, pag. 76 et 77.

DEUXIÈME PARTIE

Expériences nouvelles et inédites de Greffes cancéreuses.

CHAPITRE PREMIER.

Avant de donner le récit détaillé de ces expériences, nous voulons insister quelque peu sur les circonstances dans lesquelles elles ont été pratiquées, et sur les précautions qui ont été prises et que nous croyons indispensables.

Cet ensemble de détails constitue, selon nous, toute l'importance qu'elles peuvent avoir.

Notre savant Maître, M. le docteur É. Létiévant, chirurgien en chef désigné de l'Hôtel-Dieu de Lyon, dont nous étions le secrétaire, a bien voulu diriger ces expériences, qui ont été pour la plupart exécutées avec le concours de notre ami le Dr Daniel Mollière, alors interne du service, qui s'est également chargé de l'examen microscopique des tumeurs inoculées.

On a, comme on va le voir, toujours choisi des tumeurs jeunes, des tumeurs enlevées à leur période de floraison, si l'on veut nous passer cette expression. Nous ne voulions point, en effet, nous servir de ces masses putrides qui constituent la presque totalité des cancers qui viennent dans nos hôpitaux réclamer une opération ; nous ne voulions pas inoculer du pus et des substances septiques susceptibles de donner naissance à la gangrène.

Sans cette considération, il nous eût été facile de multiplier bien davantage ces expériences, mais elles auraient, nous le croyons, perdu en exactitude ce qu'elles auraient gagné en nombre.

Ces expériences ont été faites dans des conditions que personne n'a réalisées jusqu'ici, à notre connaissance. L'animal était, en effet, placé à côté du malade, et le fragment de tumeur était déjà fixé sous la peau du premier, que la plaie du second n'était pas encore complètement réunie : les cellules ainsi devaient conserver toute leur vitalité au moment de la greffe.

Nous ferons en outre remarquer, et ce fait a son importance, que nos animaux ont été maintenus dans d'excellentes conditions hygiéniques : leur nourriture a toujours été très-abondante et variée, et leurs cases, visitées chaque jour avec soin, ont toujours été tenues dans une parfaite propreté. C'est que ce sont là certainement les seules circonstances dans lesquelles il est possible d'observer. Et voilà pourquoi nous n'avons pas vu une seule fois des lésions tuberculeuses chez nos animaux, lésions que nous nous attendions à voir éclore, après la lecture de certains mémoires *expérimentaux* qui ont suivi de près la découverte de M. Villemin.

Quant au mode d'inoculation, ou plutôt de greffe, il a toujours été le même ou à peu près. Cependant, nous avons été conduit à placer le fragment de la tumeur dans les couches profondes, après avoir divisé la couche musculaire superficielle. C'est qu'en effet, chez le lapin, le tissu cellulaire sous-cutané est excessivement lâche, le pus s'y étend avec une très-grande facilité, les sutures prennent difficilement, et l'emphysème s'y développe quelquefois sous les doigts de l'expérimentateur. Le moindre tiraillement, le moindre mouvement, produit un vide où l'air se précipite; il décolle au loin les tissus et compromet les résultats de l'expérience.

C'est pour combattre plus facilement cet accident que, sur l'avis de M. Daniel Mollière, nous avons compris dans la suture les couches profondes, et recouvert la plaie avec du collodion.

Nous recommandons beaucoup ces précautions à ceux qui voudraient répéter nos expériences.

La greffe, en général, a été pratiquée sur le dos. Ce n'est pas seulement pour mettre les animaux dans l'impossibilité d'irriter leurs plaies et d'en arracher les sutures, que cette région a été choisie.

On pourrait, en effet, nous demander pourquoi nous n'avons pas, de préférence, inséré nos fragments de cancer dans les régions riches en lymphatiques, comme le pli de l'aine, par exemple? C'est que l'expérience a démontré que les animaux ne résistent pas à de pareilles opérations.

Dans le courant d'autres recherches, M. Daniel Mollière a observé avec quelle rapidité des lésions, même insignifiantes, de ces régions, amenaient la mort, la mort par septicémie.

Nous avons vu, dans la Thèse de M. Dubuisson, qu'il a fait aussi la même remarque.

Voici maintenant l'exposé des faits et de leurs résultats ; partout où l'autopsie n'a pas été relatée, elle a été entièrement négative.

EXPÉRIENCE I.

Carcinome du Sein.

Le 24 août 1869, on enlève à une femme couchée au n° 1 de la salle Saint-Paul, Hôtel-Dieu de Lyon, une tumeur du sein.

Ablation au bistouri. *Immédiatement après la séparation* de la tumeur, deux fragments pris sur sa partie périphérique sont inoculés à deux lapins noirs.

Incision de 0,03 c. de longueur à la partie postérieure de la région dorsale. La peau est décollée, le fragment de tumeur introduit ; deux points de suture végétale ferment la plaie.

30 août. Les sutures ne sont point encore tombées ; on constate sur les deux animaux une tuméfaction notable au niveau de la région incisée. Sur l'un d'eux, elle forme une tumeur molle et légèrement fluctuante.

5 septembre. Les deux sutures sont tombées ; la cicatrice se forme ; quelques gouttelettes de pus s'écoulent par les trous de suture. Rien de nouveau à noter ; l'état général des deux lapins est excellent.

16. Sur un premier lapin, on trouve au lieu de l'inoculation une petite tumeur de la grosseur d'une aveline, qui roule sous la peau. Les poils recouvrent complètement la région qui a été incisée pour l'inoculation.

Sur le second lapin, on ne constate pas de tuméfaction ; retour complet à l'état normal ; pas d'adhérences de la peau aux parties profondes. On retrouverait difficilement le lieu de l'inoculation.

6 octobre. Le premier lapin porte toujours sa petite tumeur, qui a conservé les mêmes caractères, et dont le volume n'a pas changé depuis vingt jours. Elle est très-mobile sous la peau et dans le tissu cellulaire ; elle n'a aucune espèce d'adhérence, soit avec la peau, soit avec les parties profondes.

Le second lapin est toujours en très-bon état.

22. Le premier lapin porte toujours sa petite tumeur, qui n'a pas changé de volume.

Parfaite santé chez le second lapin.

8 novembre. Chez le premier lapin, on trouve, au niveau de l'inoculation, un petit noyau dur, ovoïde, du volume d'un pois, mobile sur les parties profondes, et présentant un peu d'adhérence à la peau.

Le second lapin, ne présentant plus rien à observer, a servi à l'expérience IX. (Voir cette expérience.)

27 décembre. Le lapin n° 1 conserve encore aujourd'hui un petit noyau qui a diminué de volume ; ses dimensions sont celles d'un demi-pois ; il est aplati, mobile sous la peau et dans le tissu cellulaire sous-cutané.

15 janvier. La petite tumeur persiste.

19. On extirpe cette petite tumeur, et l'on constate qu'elle est constituée par un noyau dur, grisâtre, moins volumineux que lors de son insertion dans le tissu cellulaire. Ce noyau est entouré par une petite membrane assez riche en vaisseaux.

La pièce est immédiatement plongée dans le liquide de Müller.

Après durcissement, on observe que le cancer a conservé parfaitement sa structure alvéolaire. Il est identique aux portions examinées lors de l'expérience. Seulement, nous trouvons au centre un noyau dur, crétacé, composé d'un amas de matières salines. Au pourtour de ce noyau, on peut observer que les cellules contenues dans les alvéoles sont gorgées de granulations.

La tumeur a donc continué à vivre de sa vie propre dans les tissus de ce lapin, nourrie par les vaisseaux de la membrane kystique qui l'entourait, et son centre est devenu le siège d'un processus actif de dégénérescence.

La tumeur inoculée ne contenait en aucun point de sa masse des particules solides ou dures ; nulle part on n'y trouvait de ces noyaux caséiformes que l'on rencontre si souvent dans les cancers. Au reste, nous avons eu soin de dire que le fragment inoculé a été pris à la périphérie de la tumeur.

EXPÉRIENCE II.

Inoculation d'un cancroïde. — Manuel opératoire ut suprà.

L'animal l'enlève le soir même. Il n'y a pas eu d'accidents.

EXPÉRIENCE III.

Carcinome du Sein gauche.

Le 28 août 1869, on inocule un fragment de carcinome à un lapin albinos jeune, qui avait déjà servi à l'expérience II.

Même manuel opératoire que dans l'expérience I; suture avec des fils végétaux.

30. On constate l'existence d'un noyau au lieu de l'inoculation. La plaie paraît s'être régulièrement réunie. L'animal est triste. La plaie de l'expérience précédente s'est rouverte et suppure; des gaz se sont répandus sous la peau tout au pourtour de la plaie.

5 septembre. L'animal est trouvé mort ce matin.

Autopsie. — Les viscères, examinés avec soin, paraissent être complètement à l'état normal. On trouve un premier abcès qui, partant de la plaie de la première inoculation, se dirige vers le pli de l'aine, dans lequel on trouve un ganglion lymphatique d'une couleur rouge, et dont le volume est environ le double de celui du côté opposé.

Le fragment inoculé se trouve enveloppé dans une poche purulente, dont le liquide s'est propagé jusqu'au niveau du sacrum, en suivant la gaine des muscles des gouttières vertébrales. Des tractus celluleux retiennent ce fragment, qui paraît être à peu près *dans le même état qu'au jour de l'inoculation.*

La poche qui enkyste le fragment inoculé renferme de nombreux vaisseaux ; elle est formée par un des feuillets du tissu cellulaire sous-cutané.

Quant au fragment de la tumeur inoculée, il a un aspect grisâtre, mais sa consistance n'a pas changé. — Les portions périphériques sont infiltrées d'une quantité considérable de globules blancs. On retrouve toujours au microscope le même aspect qu'en examinant la tumeur inoculée.

EXPÉRIENCE IV.

Tumeur ganglionnaire de la région antérieure de l'aisselle, située au niveau du ligament supérieur du sein, enlevée sur une jeune fille de 26 ans, salle Saint-Paul, nº 27.

Le 5 septembre 1869, inoculation sur un lapin gris, jeune. Manuel opératoire comme dans les expériences précédentes; inoculation dans la même région.

Rien à noter les premiers jours, si ce n'est une légère tuméfaction.

15 septembre. Depuis deux jours, la plaie s'est ouverte ; elle présente des bords volumineux et mamelonnés, durs. Au fond de la plaie, on voit une croûte de pus concret. Par pression, on en fait sortir un pus fétide et semi solide. On sent cependant une espèce de noyau adhérent aux parties profondes.

25. Le même état persiste ; la plaie va chaque jour se rétrécissant.

6 octobre. Voici ce que l'on constate aujourd'hui : le lieu de l'inoculation est entouré d'une magnifique houppe de poils qui est séparée du reste du pelage par une zone tondue, dont le poil ne s'est pas encore reproduit. La peau est souple et glisse sur les parties profondes. Sauf cette disposition des poils, c'est le retour complet à l'état normal. Guérison absolue. L'état général de l'animal est du reste excellent.

22. Santé parfaite ; la peau est libre de toute adhérence. La cicatrice est souple; cependant, en la pressant entre les doigts, on peut la sentir. Les poils ont repoussé en grande partie.

8 novembre. On ne sent plus la cicatrice ; tout est revenu à l'état normal.

EXPÉRIENCE V.

Tumeur sarcomateuse du Sein.

Opération le 7 septembre. Inoculation immédiate par le procédé déjà employé à un gros lapin gris. Suture métallique.

Rien à noter les premiers jours qui suivent l'inoculation.

12. Production d'une tumeur fluctuante, du volume d'une noisette. La réunion s'est opérée.

15. Les points de suture ne sont pas encore enlevés, la tumeur est au même point.

20. Au lieu de l'inoculation, on trouve une plaie à bords durs et relevés, à fond gris, suppurant, avec une traînée se dirigeant vers les parties proondes.

6 octobre. Au lieu de l'inoculation, nous trouvons une aigrette de poils au milieu de la tonsure, dont le poil n'a point encore repoussé. La plaie a 5 millimètres de diamètre, rouge aux bords, à fond grisâtre, à base indurée. Noyau plat et dur assez accusé au-dessous d'elle.

22. Peau souple, glissant sur les parties profondes. En saisissant la cicatrice entre les doigs, on sent une petite nodosité miliaire. — Les poils repoussent autour de la cicatrice.

8 novembre. On retrouve encore la nodosité miliaire au niveau de la cicatrice. Les poils ont repoussé sur la partie où avait été faite l'incision.

20. On ne retrouve plus de nodosité au lieu de l'inoculation. Les poils ont repoussé. Le lapin jouit d'une très-bonne santé.

EXPÉRIENCE VI.

Tumeur mélanique du Maxillaire supérieur.

Salle Sainte-Marthe, n° 19.

La malade porte à la lèvre deux taches noires congénitales.

Ablation de la tumeur, le 9 septembre 1869.

Cinq minutes après, inoculation à deux lapins gris.

Elle est pratiquée suivant le même manuel opératoire que précédemment. Réunion avec des fils métalliques.

Les premiers jours, on ne note rien de particulier, si ce n'est une tuméfaction fluctuante au lieu de l'inoculation.

16. Sur un premier lapin, large ulcération à base indurée donnant issue à un pus d'une grande fétidité ; fond grisâtre, déprimé; bords saillants ; les fils métalliques sont tombés.

Sur le deuxième lapin, même état de la plaie que chez l'autre ; cependant elle est moins large, et les bords sont encore soutenus par les fils métalliques. Par pression, il s'échappe du pus et des gaz fétides.

25. La plaie va toujours se rétrécissant chez les deux animaux.

6 octobre. 1er lapin : Autour du lieu d'inoculation, les poils ont repoussé dans une zone de 3 millimètres. On trouve une croûte sur le lieu inoculé, qui recouvre l'ulcération, dont l'aspect rappelle tout à fait celui d'un chancre mou ; fond grisâtre, bords taillés à pic. Un peu de pus suinte par pression.

2e lapin : Les poils repoussent en un point seulement autour de la plaie. Par le toucher, on constate encore une petite tumeur plus accusée que chez le premier lapin, recouverte d'une croûte laissant voir au-dessous une ulcération à fond grisâtre. Elle adhère à quelques lambeaux de tissu cellulaire. Noyaux indurés au-dessous, beaucoup plus indurés que sur l'autre lapin.

22. 1er lapin : Cicatrice étoilée d'une coloration foncée ; nodosité miliaire au niveau de la cicatrice. Peau souple glissant sur les parties profondes. — État général bon.

2e lapin : Cicatrice analogue à la précédente, de couleur ardoisée. Cicatrice souple. Pas de nodosité. — État général excellent.

8 novembre. Sur les deux lapins, on ne reconnait plus la trace de l'inoculation, ni à la vue, ni au toucher.

Les deux animaux jouissent d'une santé parfaite.

EXPÉRIENCE VII.

Tumeur : Épithélioma tubulé de la face.

Inoculation, sous la peau du front d'un lapin jaune, d'une parcelle enlevée à une énorme tumeur de la joue droite.

25 septembre. Procédé opératoire *ut suprà*.

28. La réunion se fait assez bien.

Un peu de fluctuation au troisième jour de l'inoculation. L'animal semble être dans un état général assez satisfaisant.

1er octobre. L'animal est trouvé mort ce matin.

Autopsie. — On trouve dans le point où a été faite l'inoculation une poche pleine de pus, entourée par une membrane injectée d'un grand nombre de vaisseaux gorgés de globules sanguins.

En un point, on trouve quelques petits bourgeons dans lesquels on a cru retrouver quelques éléments encore intacts de la tumeur inoculée.

Rien absolument dans les viscères.

EXPÉRIENCE VIII.

Tumeur sarcomateuse de la Parotide.

18 octobre. Inoculation, trois minutes après l'ablation de la tumeur, d'un fragment de la grosseur d'un haricot sous la peau et la masse musculaire du dos d'un jeune lapin gris. Suture métallique comprenant tous les plans traversés. (Dès que le premier point de suture a été posé, le fragment de tumeur inoculé a fui dans les tissus.)

Application sur la plaie d'une couche épaisse de collodion.

22. État général très-bon ; il ne paraît pas y avoir de tuméfaction. La région inoculée n'est pas douloureuse. Le collodion n'est pas encore décollé.

26. Mort de l'animal.

Autopsie le 27. *Plaie.*—Un abcès de la largeur d'un écu de 5 francs s'étend au-dessous du lieu de l'inoculation, la réunion étant complète au-dessus. Le fragment inoculé adhère fortement par l'une de ses faces aux muscles profonds, l'autre baigne dans le pus.

Foie. — Il est farci de petites tumeurs de la grosseur d'un grain de millet ou d'une lentille, d'apparence puriforme. Ces tumeurs sont constituées par des dilatations irrégulières des canalicules des voies biliaires, qui sont gorgés de ce liquide puriforme dans lequel on rencontre au microscope une grande quantité de corps oviformes (forme parasitaire très-commune chez le lapin, et qui suffit ici amplement pour expliquer la mort).

Poumons. — Sur une coupe, on découvre une petite tumeur du volume d'une lentille, plus molle au centre qu'à la périphérie, contenant du véritable pus. A la surface de ce viscère, on rencontre deux ou trois granulations miliaires.

Nous rapporterons cet abcès à la forme parasitaire, dont nous avons parlé plus haut. Il en est de même d'un ganglion lymphatique caséeux, trouvé dans l'abdomen.

EXPÉRIENCE IX.

Tumeur du pouce droit : Enchondrome à cellules étoilées.

Salle Saint-Louis, n° 16, Hôtel-Dieu de Lyon.

25 octobre. Inoculation sur le petit lapin noir, guéri de l'expérience première.

Incision sur le dos. Pas d'hémorrhagie. Loge creusée plus large que l'incision, qui n'a que 0,02 centimètres de longueur. Introduction d'un petit fragment de la tumeur. Suture très serrée avec deux épingles à insectes traversant tous les tissus intéressés.

Pansement avec le colodion.

1er novembre. Suppuration légère s'échappant par les points de suture. État général très-bon.

8. Issue d'un pus blanchâtre, crémeux, du volume à peu près d'une grosse aveline. Après l'issue du pus, on se trouve en présence d'un ulcère quadrilatère. Fond gris-rosé conduisant dans la poche. On sent au-dessous le noyau dur qui représente le morceau inoculé. — Débris de collodion.

20. Aujourd'hui, la cicatrisation est complète ; au lieu de l'inoculation,

on constate un petit noyau très-aminci, du volume d'un grain de riz, peu adhérent à la peau, et très-glissant sous le tissu sous-cutané.

L'animal est très-vivace.

27 décembre. Il est très-difficile de retrouver la trace de l'inoculation.

15 janvier 1870. Toute trace d'inoculation a disparu.

EXPÉRIENCE X.

Tumeur sarcomateuse de la Parotide.

30 octobre 1869. Inoculation, cinq minutes après l'ablation de la tumeur, d'un petit fragment de sarcome sur le dos d'un petit lapin blanc. Incision de 0,01 centimètre de longueur.

Pas de décollement.

Le fragment inoculé est de la grosseur d'un pois chiche.

Opération rapide. L'animal est très-gai. Il meurt dans la journée.

Autopsie. — Absolument négative. Légère hyperhémie autour du fragment inoculé.

EXPÉRIENCE XI.

Tumeur: Myxo-Sarcome du Maxillaire supérieur.

19 novembre. On introduit un petit fragment de la tumeur dans une loge creusée sous la peau de la région dorsale d'un petit lapin couleur alezan clair. L'incision a 0,02 centimètres de longueur. Suture avec des fils métalliques.

Pansement au collodion.

Le 24 au matin, le lapin est trouvé mort.

25. *Autopsie*. — On trouve une couche purulente au lieu de l'inoculation. Le poumon est normal en tous points. Il en est de même du cœur, du cerveau et de la rate; cependant à ce dernier organe on trouve appendue une petite vésicule (corps ôviformes).

Dans la plaie, on n'a pu retrouver le fragment de tumeur inoculée, malgré les recherches les plus minutieuses.

Dans le foie, les voies biliaires sont gorgées d'un liquide puriforme contenant des parasites (corps oviformes), qui distendent aussi la vésicule biliaire.

EXPÉRIENCE XII.

Tumeur : Sarcome du Testicule.

3 décembre 1869. Sur un lapin couleur alezan clair, on fait une incision de 0,02 centimètres de longueur. Loge creusée ; on introduit un petit fragment de la tumeur sarcomateuse; suture métallique ; pansement au collodion.

27. La cicatrisation est complète ; au-dessous de la cicatrice, on sent un magma mal limité ; les poils ont repoussé. Le lapin se porte bien (rien de particulier à noter depuis le jour de l'inoculation).

24 février 1870. Au lieu de l'inoculation, on trouve une tumeur globuleuse, arrondie, mobile sous la peau et sur les parties subjacentes. Peu à peu la tumeur s'est résorbée, et l'animal est revenu à un état de santé parfait.

EXPÉRIENCE XIII.

Tumeur : Sarcome du Maxillaire supérieur.

Salle Saint-Louis, n° 91, Hôtel-Dieu.

4 décembre 1869. Sur un gros lapin gris on fait une incision de 0,015 millimètres de longueur. Loge creusée ; on introduit un petit fragment de la tumeur sarcomateuse ; suture avec des épingles ; pansement au collodion.

6. Le lapin est mort ce matin.

Autopsie le jour même. — Les deux lobes du foie présentent chacun deux noyaux blanchâtres, ressemblant à des abcès métastatiques (corps oviormes).

La rate présente un kyste de la grosseur d'un œuf d'oiseau, appendu à son bord inférieur.

Les autres viscères sont complètement sains.

On trouve un abcès au niveau de l'inoculation.

EXPÉRIENCE XIV.

Carcinome du Sein.

Salle Saint-Paul, n° 5.

9 décembre 1869. Gros lapin gris, marqué d'une coche faite à l'oreille gauche. Cet animal a déjà servi à l'expérience v ; il jouit d'une santé parfaite. A la région dorsale, on pratique une incision de 0,02 centimètres de longueur. Loge creusée ; on introduit un fragment de carcinome immédiatement après l'ablation de la tumeur. Ce fragment est de la grosseur d'une petite noisette.

Suture avec des fils métalliques. Pansement au collodion.

Le lapin paraît gai après l'opération.

16. Jusqu'à ce jour, l'animal n'a présenté aucun phénomène intéressant à noter. Ce matin on le trouve mort.

Autopsie à quatre heures du soir. — On a trouvé dans le foie les mêmes altéra tions que dans l'expérience précédente, c'est-à-dire des noyaux blanchâtres. (Voir l'expérience XIII.)

Les autres viscères ne présentent rien d'anormal.

EXPÉRIENCE XV.

Tumeur : Ganglion cancéreux de l'aisselle, enlevé à une malade de la salle Saint-Paul, n° 18, affectée de Carcinome du Sein

11 décembre 1869. Inoculation faite immédiatement après l'ablation du ganglion sur la malade à un lapin gris ayant déjà servi à l'expérience IV. (Voir cette expérience.)

On fait une incision de 0,025 millimètres sur le dos de l'animal. Loge creusée ; introduction d'un petit ganglion cancéreux gros comme une noisette ; suture métallique ; pansement au collodion.

27. État général mauvais ; chute des poils de la région cervico-dorsale. Au lieu de l'inoculation, on constate l'existence d'une tuméfaction portant à sa surface libre du pus caséeux ; en enlevant ce pus et en détachant les

poils et la croûte par pression, on fait encore sortir de cette petite tumeur du pus caséeux liquide; au-dessous des croûtes, ulcération large comme un pois, à bords irréguliers, inclinés, non taillés à pic ; le fond présente un aspect grisâtre qui est dû à une couche de pus assez épaisse, se propageant profondément (0,03 centimètres environ de longueur) dans le tissu cellulaire sous-cutané.

15 janvier 1870. Jusqu'à ce jour, amélioration notable dans l'état général. Aujourd'hui l'ulcération est cicatrisée; le lapin ne présente plus aucune trace de l'inoculation. Santé parfaite. Guérison complète. Résultat négatif.

EXPÉRIENCE XVI.

Tumeur : Ostéo-Sarcome.

Salle Saint-Paul, n° 34.

4 janvier 1870. Inoculation faite à trois lapins immédiatement après l'ablation de la tumeur.

Sur les trois lapins, on fait une incision de 0,015 millimètres de longueur. On creuse une loge sous-musculaire, et on introduit un fragment de la tumeur, gros comme une petite noisette. Suture entortillée. Pansement au collodion.

24 février. Un premier lapin ne présente rien à noter au niveau de l'inoculation. Guérison complète.

Un deuxième lapin présente au niveau de l'inoculation une surface jaunâtre et ulcérée. Indépendamment de cette ulcération, et s'y rattachant par un pédicule étroit, se trouve une tumeur libre dans tous les sens, un peu moins volumineuse que le fragment inoculé.

Le troisième lapin est atteint depuis cinq jours d'une paralysie du train de derrière. Cette paralysie porte sur la motilité volontaire. La sensibilité existe. Lorsqu'on pique une patte, la sensation est perçue et se traduit par un mouvement. La motilité réflexe n'est pas éteinte. Guérison de la plaie de l'inoculation; on n'en retrouve plus la trace. La cicatrice est à peine sensible au toucher.

30 mars. Le deuxième lapin est toujours porteur d'un petit abcès qui suppure.

Le premier lapin jouit d'une santé parfaite.

Le troisième lapin est mort. L'autopsie est faite le matin même ; elle n'indique rien. Au niveau de l'inoculation, rien de particulier ; plus de traces de cicatrice.

Dans le foie, on trouve quelques granulations blanchâtres. Dans le mésentère, on en rencontre quelques-unes. La moelle est indemne de toute lésion pathologique.

16 avril 1870. Le deuxième lapin présente encore au lieu de l'inoculation un petit abcès qui suppure quelques jours, mais qui guérit complétement.

Le premier lapin est toujours en très-bonne santé.

EXPÉRIENCE XVII.

Tumeur : Sarcome médullaire (Hématode), siégeant à la région brachiale antérieure droite d'un homme (salle Saint-Louis, nº 15).

4 mars 1870. Inoculation faite à un lapin jaune. On fait une incision de 0,015 millimètres de longueur à la région dorsale ; loge creusée sous-apo névrotique; introduction d'un fragment de la tumeur, gros comme une aveline. — Suture avec des fils métalliques. Pansement au collodion.

10. L'animal ne présente rien de particulier.

25. On trouve au lieu de l'inoculation une tumeur mobile, de consistance molle et un peu flucinante. Son volume est à peu près celui du fragment inoculé.

5 avril. La tumeur persiste; elle a sensiblement diminué de volume. Cicatrisation complète depuis quelques jours.

16. La tumeur diminue de jour en jour, elle est cependant toujours un peu fluctuante, de consistance molle, et mobile sous la peau.

25. La tumeur disparaît.

30. Guérison complète. On ne retrouve plus rien au niveau de l'inoculaion.

Résultat négatif.

EXPÉRIENCE XVIII.

Tumeur : Cancroïde de la Lèvre inférieure.

Salle Saint-Louis, nº 52.

20 mars 1870. Inoculation faite immédiatement après l'ablation de la tumeur. On fait sur le dos du premier lapin guéri de l'expérience XVI (Voir cette expérience) une incision de 0,025 millimètres de longueur. On creuse une loge dans le tissu cellulaire sous-aponévrotique, et on y introduit un fragment de la tumeur, gros comme une aveline.

Suture métallique. Pansement au collodion.

5 avril. Cicatrisation complète de la plaie d'inoculation. On trouve au-dessous de la cicatrice une petite tumeur, mobile sous la peau, de consistance dure; elle présente le volume du fragment inoculé.

16. Persistance de cette petite tumeur signalée le 5 avril; cependant elle a diminué sensiblement de volume; elle est toujours mobile sous la peau, et de consistance dure.

25. Elle diminue de volume, et le 5 mai elle a complètement disparu. On ne retrouve plus rien, pas même la cicatrice au niveau de l'inoculation.

Résultat négatif.

EXPÉRIENCE XIX.

Tumeur : Cysto-Sarcome du Sein gauche.

Salle Saint-Paul, nº 7. Les ganglions de l'aisselle ne présentent pas d'engorgement chez la malade.

16 avril 1870. Inoculation faite à deux lapins.

Sur les deux animaux, on fait, immédiatement après l'ablation de la tumeur, une incision sur le dos de 0,02 à 0,03 centimètres de longueur. On creuse une loge dans le tissu cellulaire sous-aponévrotique, et on introduit un petit fragment de la tumeur, gros comme une noisette.

Suture métallique. Pansement au collodion.

24. Rien à noter jusqu'à ce jour.

Ce matin, on trouve les deux lapins morts.

L'autopsie d'un des deux animaux n'a pu être faite.

Voici ce qu'a donné la nécropsie de l'autre :

Le lieu de l'inoculation présente des croûtes jaunâtres, teintées de sang. On remarque tout au pourtour une légère induration des tissus.

Dans le foie, on trouve quelques grains blanchâtres et criant sous le scalpel ; on les rencontre surtout près du ligament suspenseur.

Les poumons sont légèrement congestionnés vers la base.

La rate ne présente rien d'anormal.

Il en est de même des plèvres, du cerveau et de ses enveloppes.

Le péricarde est rempli de sérosité.

Le ventricule gauche est légèrement hypertrophié.

On ne trouve pas un seul ganglion tuméfié.

CHAPITRE II.

CONCLUSIONS.

Tels sont les faits en face desquels nous nous trouvons. Quelle interprétation donner à ces résultats ?

Et d'abord, examinons avec soin la marche de l'expérience, et cherchons à voir quelles transformations subit le fragment inoculé, après un séjour plus ou moins long dans les tissus de l'animal, quelle influence il exerce sur celui-ci ; enfin, quels sont les accidents qui ont amené la mort chez nos animaux en expérience ?

1. Transformation que subit le fragment inséré dans les tissus.

Après quelques heures, on observe déjà une hyperhémie considérable dans les tissus au milieu desquels le fragment de tumeur a été placé. Cette hyperhémie est-elle le résultat du traumatisme ? A-t-elle pour cause, au contraire, la présence du fragment cancéreux, jouant alors le rôle de corps étranger ? Nous l'ignorons ; constatons simplement le fait (Exp. x).

Mais si l'examen du fragment inoculé est pratiqué à une époque un peu plus éloignée du jour de l'expérience, quatre jours après, par exemple (Exp. VIII), on constate qu'il peut s'être établi déjà des communications entre l'organisme de l'animal et la greffe ; les petites brides qui réunissent le fragment cancéreux aux couches musculaires profondes, dans notre VIIIe expérience, représentent bien certainement le début de cette organisation, de ce droit de vie que va prendre la tumeur au sein d'un organisme étranger.

C'est, en effet, ce que l'on observe dans les artères lorsque l'embolus remonte à quelques jours seulement ; le travail d'organisation est à peine commencé, le caillot n'est encore qu'un cylindre de fibrine, il ne contient pas de globules blancs, et déjà des adhérences en forme de brides le réunissent aux parois de l'artère, adhérences non encore organisées et formées par des traînées de fibrine englobant des leucocytes dans leur coagulation.

Ce cheminement des leucocytes peut se produire avec une plus ou moins grande rapidité (Exp. III).

C'est ainsi que dans notre IIIe expérience nous avons pu voir au sixième jour de l'inoculation ces éléments infiltrés dans toute la partie périphérique du fragment cancéreux, alors que son centre n'en contenait pas trace.

Ce ne sont donc pas seulement des phénomènes osmotiques qui font pénétrer les globules blancs dans les ampoules liquides que l'on introduit sous la peau des animaux (Expériences de MM. Onimus et Lortet) ; il y a plus qu'un phénomène mécanique, qu'un phénomène physique : il y a cette force particulière que l'on appelle irritation, force particulière en vertu de laquelle se produisent dans les tissus animaux des modifications dont la cause nous est encore inconnue.

B. Influence qu'exerce le fragment inoculé dans les tissus de l'animal.

Dans notre première expérience (Exp. I), après avoir déterminé, comme dans toutes les autres, des phénomènes inflammatoires, la tumeur est restée sous la peau, elle a continué longtemps à être perceptible, et lorsqu'elle a été extirpée, cinq mois et demi après le jour où avait été faite l'inoculation, son volume diminuait avec une assez grande rapidité.

M. Mollière et nous-même avons constaté que la membrane kystique qui enveloppait la tumeur était très-riche en vaisseaux. Il était cependant impossible d'en retrouver dans l'intérieur même du tissu étranger.

Ce dernier avait conservé son aspect ancien : on y reconnaissait à merveille les éléments du cancer, les grandes cellules, les alvéoles caractéristiques. Mais à mesure que l'on se rapprochait du centre, les cellules étaient de plus en plus riches en granulations, et au centre on pouvait même observer une masse crétacée.

La tumeur a donc continué à vivre dans cet organisme étranger ; le lapin a donc nourri en lui, et pendant cinq mois et demi, une tumeur carcinomateuse, qui a pu subir des transformations, régressives à la vérité, mais vitales.

La vie cellulaire a donc bien certainement existé dans cette greffe cancéreuse ; c'est donc à l'état de cancer vivant qu'elle a été petit à petit et partiellement absorbée par l'animal, et cependant il n'a pas paru s'en apercevoir. Il n'y a pas eu d'infection, pas de généralisation, comme l'autopsie pratiquée plus tard en a donné la preuve.

Ainsi donc, quand la greffe cancéreuse prend (voir Exp. I, IV, V, VI, IX, XII, XV, XVI, XVII, XVIII), qu'elle soit plus ou moins rapidement résorbée, qu'elle séjourne plus ou moins longtemps dans les tissus, elle ne produit pas d'infection.

Le cancer de l'homme, quelle qu'en soit la forme, n'est donc pas transmissible au lapin par voie de greffe : ce premier point nous paraît être péremptoirement démontré.

C. Accidents qui ont amené la mort chez nos animaux.

Mais, s'ils ne produisent pas des affections semblables à eux, les fragments de cancer sont-ils susceptibles de produire d'autres accidents ?

A cela nous répondrons en examinant les causes qui ont amené la mort chez nos animaux (Exp. VII, VIII, X, XI, XIII, XIV, XVI, XIX). — L'époque de la mort a varié entre quelques heures et plusieurs mois. Eliminons d'emblée ceux qui ont succombé à cette longue échéance, puisque ce sont des affections parasitaires qui les ont fait périr ; il n'y a pas de doute à conserver à ce sujet.

Quant aux autres, ils sont morts bien évidemment de septicémie : c'est un accident fréquent chez les lapins soumis à l'expérience. On sait, du reste, avec quelle facilité ils succombent aux suites du plus léger traumatisme. Enfin, est-il besoin de rappeler qu'il suffit parfois de les immobiliser pendant quelques heures pour les tuer ? Le cancer n'est donc pour rien dans ce résultat funeste.

Et cependant nous avons pu observer dans deux circonstances des faits sur l'homme où l'inoculation du cancer est incontestable. Nous allons les rapporter *in extenso* en terminant.

D'autre part, nous croyons à la généralisation des tumeurs par embolie ; nous l'avons dit dans le précédent chapitre.

Ce mode de généralisation est, en effet, démontré par la clinique, démontré par l'anatomie pathologique.

Il nous est inutile de rapporter les faits auxquels nous faisons allusion : nous en avons déjà indiqué la source.

Ne sont-ce pas là de véritables greffes, de véritables inoculations au porteur ?

Nous le croyons, malgré nos expériences négatives, et ce n'est certainement pas à cause de l'éloignement de l'homme et du lapin dans la série animale. Quelque fondée que puisse paraître cette objection, elle ne suffirait pas en face d'une greffe heureuse non suivie d'infection.

Mais nous croyons que le cancer est une maladie générale, et aujourd'hui cette opinion est admise par un grand nombre d'auteurs. Pour que l'inoculation réussisse, il faut que l'état général existe. Les conditions d'irritation locale suffisent-elles ? Nous ne le croyons pas. Elle existait chez nos animaux, cette irritation ; ces houppes de poils exubérantes qui naissaient sur la cicatrice ne sont-elles pas là pour le démontrer ? Elle existait, cette irritation locale, non-seulement comme épine inflammatoire, mais en tant qu'irritation formatrice, nutritive. Et cependant le cancer ne s'est pas développé : c'est donc probablement dans l'état général qu'il faut chercher la solution du problème.

Est-ce à dire pour cela que nous repoussions l'opération du cancer, que ses éternelles récidives désarment le chirurgien et condamnent son intervention ? Non, certes ; car, alors même que le feu a consumé les fondements de l'édifice, ne faut-il pas toujours éteindre les derniers brandons de l'incendie ?

PREMIÈRE OBSERVATION.

Salle Saint-Louis (service de M. Létiévant) Hôtel-Dieu de Lyon.

Myxo-Sarcome de la région pubienne. Écrasement : dissémination des éléments dans le tissu cellulaire sous-cutané ; germination de ces éléments au lieu même de leur dissémination.

Pierre Duroulle, âgé de 67 ans, a toujours joui d'une bonne constitution.

Au commencement du mois de décembre 1868, il s'aperçut qu'une tumeur s'était brusquement formée à la région pubienne, à la suite d'un violent éternuement. Elle avait, au moment où il la remarqua, le volume d'une petite noisette. Elle n'était le siége d'aucune douleur et ne produisait aucun trouble fonctionnel ni local ni général.

Les jours suivants, malgré l'usage de frictions résolutives, la tumeur s'accrut. Elle offrait, un mois plus tard, le 10 janvier 1869, date de l'entrée du malade à l'Hôtel-Dieu de Lyon, les caractères suivants :

Son siége précis était la région pubienne, à deux centimètres à gauche de la ligne blanche. Elle était globuleuse, saillante, du volume d'une grosse noix ; elle mesurait 3 centimètres dans ses diamètres vertical et horizontal. Mate à la percussion, molle de consistance, elle fluctuait, n'adhérait pas à la peau, qui n'était nullement altérée dans sa coloration. Elle reposait sur les parties profondes par un pédicule correspondant à quelques millimètres en dedans, et au-dessus du pilier inguinal interne. Elle était indolente : une pression forte y réveillait cependant un peu de douleur. Elle ne troublait en rien par sa présence les fonctions des parties qui l'avoisinaient. Elle n'avait influencé ni les ganglions de l'aine, ni la santé générale.

Le 11 janvier 1869, on éthérise le malade pour pratiquer l'extirpation de sa tumeur, quand, pendant une dernière exploration destinée à compléter le diagnostic de cette production morbide, le chirurgien sentit tout à coup sous ses doigts une crépitation légère se produire, puis la tumeur s'aplatir, s'affaisser, comme s'affaissent les kystes du dos du poignet qu'on vient d'écraser. Il pensa alors que la tumeur était sans doute un kyste hernié sous l'influence d'un effort, à travers l'aponévrose de la région. Profitant de cette rupture inattendue de la poche, le chirurgien cherche à en disperser le liquide dans le tissu cellulaire voisin, afin de le livrer plus rapidement aux voies de l'absorption. Le liquide paraissait être épais, consistant, gélatineux, car il se dispersait mal d'abord dans les aréoles cellulaires, et il soulevait la peau par places, formant au-dessous d'elles de petites masses tremblotantes. Il finit cependant par disparaître complètement sous les téguments de la région iliaque gauche, vers laquelle il fut principalement refoulé.

On fit un pansement compressif avec du coton, soutenu par un spica de l'aine.

Le lendemain, la tumeur avait complètement disparu. Il n'y avait aucune douleur vers la région dans laquelle le kyste avait été infiltré. On y constatait seulement l'existence de vergetures ecchymotiques, traces de la compression.

Le deuxième jour, on reconnaît, au toucher, les restes des débris kystiques, sous forme de petits noyaux irréguliers, aplatis, mous, un peu douloureux à la pression.

Le troisième jour, on constate, au siége primitif de la tumeur, une crépitation fine, riziforme, et vers le voisinage de l'épine iliaque antéro-supérieure, lieu dans lequel le liquide avait été surtout disséminé, on reconnaît une tuméfaction mal limitée, aplatie, indolente. Ces caractères ne purent être longtemps appréciés, car le malade, sur sa demande, sortit de l'Hôtel-Dieu six jours après l'opération.

Cinq semaines plus tard (23 février 1869), M. Létiévant fut appelé à l'opérer de nouveau. La tumeur avait acquis alors un très-grand volume.

Elle formait, au voisinage de l'épine iliaque antéro-supérieure, une masse grosse comme un œuf de dinde. De là, elle se prolongeait, sous forme de traînée sous-cutanée, noueuse, en suivant la direction du pli de l'aine jusqu'au pubis, siège de la tumeur observée un mois auparavant. Ses caractères myxo-sarcomateux n'étaient plus douteux à ce momment.

Il parut dès-lors évident que la première tumeur avait été un myxo-sarcome enkysté à son début, qu'en l'écrasant un mois auparavant on avait dispersé ses éléments dans le tissu cellulaire à 12 ou 15 centimètres de distance et que ces éléments avaient, en se développant, produit la seconde tumeur.

On trouvait là une preuve manifeste de la germination et du développement des éléments sarcomateux aux lieux dans lesquels ils sont artificiellement portés [1].

Pierre Duroulle fut opéré de cette tumeur par extirpation, le 23 février. La plaie produite par l'opération fut très-grande ; elle ne dépasse pas, en profondeur, le plan aponévrotique de la région auquel elle adhérait en quelques points, et qui dut être dépouillé avec soin de toute parcelle sarcomateuse. — On pansa à plat ; la suppuration s'établit. Le malade se releva peu à peu. Il vivait encore quelques mois après

Depuis cette époque, nous n'avons pu avoir aucune nouvelle de ce malade intéressant.

OBSERVATION II.

(Due à l'obligeance de M. Tessier, externe des hôpitaux de Lyon.)

Épithélioma récidivé de la base de la Langue. — Inoculation à la joue droite (Nodule cancéreux).

Le 29 septembre 1871, entre à l'Hôtel-Dieu de Lyon, salle Saint-Philippe, n° 37, (clinique chirurgicale, service de M. le professeur Valette), P. D..., âgé de 58 ans, né à Valence (Drôme).

[1] Tels, les éléments détachés d'un cancer de l'estomac, tombant dans la cavité péritonéale, vont quelquefois se greffer dans la région abdominale inférieure, et s'y développer en tumeurs secondaires (Virchow).

Ce malade, d'une bonne constitution, d'un tempérament sanguin, a toujours joui d'une santé parfaite. Il ne peut donner de renseignements sur ses parents. Pour lui, il fume beaucoup, et il attribue à cela la maladie dont il est porteur.

C'est la troisième fois qu'il entre à l'hôpital, et voici ce que nous recueillons sur ses antécédents pathologiques.

Vers la fin du mois de janvier 1871, il commença à ressentir des douleurs assez vives, lancinantes, sur le bord droit de la langue. Ces douleurs, qui s'irradiaient dans toute l'épaisseur de l'organe, se restreignirent peu à peu, et au milieu de mars le malade constata, siégeant environ à la réunion des deux moitiés antéro-postérieures de langue, à droite, l'existence d'une petite tumeur, assez dure, de la grosseur d'une noisette. Cette tumeur, douloureuse à la pression, occasionnait des souffrances assez vives dans les mouvements de déglutition. Ne voyant survenir dans son état aucune amélioration, il alla consulter un médecin, qui fit sur la tumeur plusieurs applications de pâte de Canquoin. Une telle médication ne fit que précipiter l'accroissement du mal. Aussi, sur l'invitation de M. le Dr Gayet, chirurgien-major de l'Hôtel-Dieu de Lyon, notre malade entra dans une maison de santé, avec l'intention d'y subir une opération radicale. En effet, la tumeur qu'il portait présentait tous les caractères d'une tumeur maligne: elle était devenue grosse comme une noix, dure, bosselée, anfractueuse; il y avait ulcération dans l'étendue d'une pièce de deux francs. La douleur avait pourtant diminué; l'état général du malade semblait toujours bon; les ganglions sous-maxillaires étaient indemnes.

L'excision était indiquée. Elle fut pratiquée, vers la fin d'avril, à l'aide du bistouri. La joue droite fut, pour faciliter l'ablation, fendue par une incision horizontale de 4 à 5 centimètres. Une suture enchevillée réunit les deux lèvres de la plaie, dont la cicatrisation fut très-prompte. Celle de la langue suivit de près, et quinze jours après l'opération, le malade retournait à ses occupations.

Il restait bien, à l'endroit de la cicatrice sur la joue, un petit point dur qui ne laissait pas que de l'inquiéter; mais, comme on lui affirma qu'il n'avait rien à craindre, il reprit son ancien genre de vie et se remit à fumer.

Trois mois s'écoulèrent ainsi. Au bout de ce temps, une nouvelle tumeur, qui évolua comme la première, fit son apparition sur le bord droit de la langue, en avant de la place occupée par celle-ci. Le malade n'hésita pas à entrer à l'Hôtel-Dieu, à la fin de juillet, et il y subit des mains de M. le Dr Gayet la même opération que précédemment ; seulement la joue ne fut pas cette fois entamée. Il attira l'attention du chirurgien sur le petit nodule qui s'était développé au point de réunion des deux lèvres de la plaie faite à la joue. Celui-ci n'y vit rien de sérieux. La guérison fut aussi rapide que la première fois.

Cependant, ce petit nodule s'indura peu à peu ; il prit du développement, s'ulcéra. Inquiet, le malade se présenta dans le service de M. le professeur Valette pour se le faire enlever (29 septembre 1871).

L'extraction paraissait facile, la tumeur étant développée sur la muqueuse buccale, et n'offrant avec la peau aucune adhérence.

M. Valette, en examinant cette tumeur, eut l'idée d'examiner l'état de la langue à la suite des deux opérations dont cet organe avait été l'objet. Il découvrit, à la base de la langue, une nouvelle tumeur bien plus importante que celle pour laquelle le malade était entré à l'Hôtel-Dieu.

Cette tumeur, que l'on ne pouvait que toucher à cause de la profondeur à laquelle elle était située, était volumineuse, débordant sur la ligne médiane et s'avançant un peu au-delà de l'union du tiers postérieur avec le tiers moyen de la langue. Elle présentait tous les caractères de celle que nous avons décrite précédemment. M. Valette résolut de tenter son ablation. C'est ce qu'il fit heureusement et sans grande hémorrhagie, le 7 octobre, à l'aide du procédé d'Arnott légèrement modifié, en même temps qu'il enleva le nodule jugal à l'aide du bistouri.

Le 8 octobre, le malade va bien.

Le 9, au soir, il a des accès de toux, de suffocation ; il accuse quelques douleurs abdominales vagues.

Le 10, les accès de suffocation persistent ; il y a une expectoration aérée et non adhérente au vase, qui est abondante.

Le 11, même état.

Le 12, on reconnaît tous les signes d'une bronchite aiguë. Un vésicatoire est appliqué sur le côté droit. Les deux plaies sont dans un état très-satisfaisant.

Le 14, le malade commence à pouvoir parler ; la douleur diminue ; la cicatrisation semble commencée. Le 25, elle est complète, et le malade sort en apparence définitivement guéri.

Malgré des renseignements demandés, il y a quelques jours, par lettre à ce malade, nous ne pouvons dire ce qui s'est passé depuis cette troisième opération, n'ayant reçu aucune réponse à notre lettre.

FIN.

www.ingramcontent.com/pod-product-compliance
Ingram Content Group UK Ltd.
Pitfield, Milton Keynes, MK11 3LW, UK
UKHW020432180726
13839UKWH00003B/1447